LEÇONS

SUR

la Nature, l'Etiologie, le Diagnostic, les suites et le traitement

DE LA

FLUXION PÉRIODIQUE DU CHEVAL

PROFESSÉES A SA CLINIQUE DES MALADIES DES YEUX

PAR

Le Docteur E. ROLLAND

Professeur libre de Clinique ophtamologique à Toulouse
Sous-directeur du Recueil d'ophtalmologie de Paris

RECUEILLIES

Par Médéric ROUSSEAU

Elève de quatrième année à l'Ecole vétérinaire
de Toulouse.

LE PAIN

ET

LES TOURTEAUX

DANS

L'ALIMENTATION DES ANIMAUX

PAR

Médéric ROUSSEAU

MÉDECIN-VÉTÉRINAIRE

A THOUARS (Deux-Sèvres)

BRESSUIRE

IMPRIMERIE-LIBRAIRIE DE A. MASSON

Rue Duguesclin, n° 9.

PRÉFACE

**Sauvegarder les animaux domestiques contre
la pénurie des subsistances alimentaires,** tel
est le problème agricole à résoudre. La solution de
ce problème, déjà si difficile, est encore entravée par
l'approche de l'hiver. Il y a pourtant une importance
capitale à surmonter toutes les difficultés présentes :
et tous ceux qui s'intéressent à l'agriculture, fermiers
aussi bien que propriétaires, doivent combiner leurs
efforts pour lutter contre cette disette alimentaire qui
frappe actuellement nos animaux domestiques ces
précieux auxiliaires de l'agriculteur.

Ceux qui croient vaincre le mal en envoyant à
l'abattoir, à vil prix, une partie de leurs animaux, ne
font au contraire que l'aggraver ; car si cette solution
apporte une amélioration présente, elle laisse l'avenir
plein de gros nuages : on vend 5 fr. ce qui en a coûté
10 et que plus tard il faudra acheter 20.

Il faut au contraire faire quelques sacrifices, éco-
nomiser le peu de denrées que l'on a pour conserver
tous les animaux que l'on possède ; on aura recours
à la ruse pour faire passer sous leurs dents, acérées
par la faim, tout ce qui peut s'appeler aliment et leur
aider à lutter contre la disette dont ils souffrent. De
cette lutte devraient-ils n'en sortir qu'avec la peau et
les os, la victoire n'en serait pas moins acquise, car
en peu de temps, avec le retour de la bonne saison et
l'arrivée des nouvelles denrées, ces pauvres bêtes
surmonteront leur misère.

C'est imbu de telles idées que je crois me rendre utile à mes clients en leur adressant cet opuscule sur *le pain et les tourteaux* que je recommande, le premier, dans l'alimentation du cheval et que l'on pourrait tout aussi bien présenter aux autres animaux, les seconds pour les bêtes bovines.

Ce petit travail a déjà été publié dans la *Revue du Comice de Bressuire*, journal bi-mensuel placé sous la direction de M. Chassaut, professeur d'agriculture et à la rédaction duquel je m'honore de collaborer.

Dans l'exposé que j'ai fait sur le Pain, j'ai dû me livrer à quelques développements théoriques pour obtenir la valeur nutritive de cet aliment préparé spécialement pour les animaux, que je n'ai pu me procurer nulle part. A côté de ces calculs on trouvera des indications pratiques de quelque utilité pour ceux qui voudront faire entrer le pain dans la nourriture de leurs animaux.

Pour ce qui concerne les Tourteaux, je me suis contenté d'exposer ici ce que l'hygiène et la zootechnie enseignent sur cette alimentation.

Médéric ROUSSEAU.

DU PAIN

DANS LA

RATION DU CHEVAL

DU PAIN

DANS LA

RATION DU CHEVAL

Le pain est employé pour la nourriture des animaux domestiques soit comme supplément à la ration, soit en substitution à d'autres aliments. Par ces temps de disette il est évident qu'il ne faut pas songer à satisfaire la gourmandise des animaux, et nous devons uniquement combiner nos efforts pour leur fournir leur ration d'entretien et la ration de production nécessaire et suffisante à leur bonne utilisation. C'est donc au point de vue de la substitution alimentaire que je me propose de m'occuper du pain.

Cet aliment rentre très rarement dans la nourriture des animaux domestiques. Pourtant tous l'aiment et le cheval surtout s'en montre très friand. En temps ordinaire il n'y a guère que certains établissements qui utilisent les débris de pain qui restent de la table de l'homme, pour l'alimentation des porcs, des lapins et quelquefois du cheval.

Les Arabes, quand ils partent pour de longues courses dans le désert, préparent des gâteaux, des biscuits qu'ils emportent avec eux pour la nourriture de leurs montures.

Dans quelques cas spéciaux il peut être utile d'avoir recours au pain pour nourrir les animaux. Aussi voit-on depuis quelques mois, en face de la pénurie des fourrages et vu le bas prix des farines, beaucoup de propriétaires qui utilisent le pain pour le cheval surtout. Moi-même depuis quelques mois je me sers de cet aliment pour mes chevaux et j'ai exclu entièrement le foin de leur ration. Je crois rendre quelque service aux lecteurs de la *Revue du Comice* en leur faisant connaître les renseignements qui m'ont été fournis sur ce mode d'alimentation, et les résultats de mes observations personnelles.

La composition du pain dont on se sert dans notre contrée subit quelques variations avec chaque fabricant, quant à l'association des produits qui le composent et qui sont toujours la farine d'orge, les recoupes ou recoupettes. Le meilleur est celui obtenu avec moitié l'un et moitié l'autre ; c'est celui qui semble le plus nourrissant. D'après les indications qui m'ont été fournies, l'eau ajoutée pour former la pâte est environ moitié du poids de farine et recoupes mélangées. Cette quantité d'eau qui me paraît déjà élevée, est nécessitée par la difficulté qu'offre la farine d'orge à se réduire en pâte. On doit donc se tenir à la quantité d'eau rigoureusement nécessaire à la fabrication d'une pâte qui soit bien liée et homogène. L'eau en excès n'a, en effet, d'autre résultat que d'accroître le poids du pain et de tromper ceux qui le distribuent aux animaux, en diminuant la valeur nutritive de cet aliment.

On pourrait remplacer la farine d'orge ou les recoupes par de la farine de froment de basse qualité, en totalité ou en partie. On obtiendrait ainsi un pain plus blanc, moins plat, se rapprochant davantage que le précédent de celui que nous consommons et plaisant ainsi mieux à l'œil. Mais je ne crois pas que les animaux y gagneraient beaucoup, car la valeur nutritive d'un tel pain ne sera pas sensiblement changée, et d'autre part la farine de froment employée sera souvent une farine de très mauvaise qualité si ce n'est pas une farine avariée.

On se sert pour la fermentation de la pâte d'un levain de farine de froment de bonne qualité.

On divise la pâte pour des pains de 10 à 12 livres suivant les conventions.

Voici les renseignements que j'ai recueillis sur la fabrication du pain de cheval :

On mélange 25 kilogr. de farine d'orge et 25 kilogr. de recoupes qui fournissent 76 kilogr. de pâte. Il rentre donc dans cette pâte 26 kilogr. d'eau, soit environ le 1/3. On ajoute 2 kilogr. de sel environ, et 10 kilogr. de levain de farine de froment. On a ainsi une pâte du poids de 76 + 2 + 10 = 88 kilogr. et on obtient environ 80 kilogr. de pain. Il s'évapore donc avec la cuisson 8 kilogr. d'eau et il reste encore pour 80 kilogr. de pain 18 kilogr. d'eau, soit environ le quart.

Les pains ainsi obtenus sont plus ou moins plats à cause du peu de fermentation qu'à subie la pâte, ils ont une croûte peu épaisse ; la mie est d'une couleur grise-jaunâtre, légèrement grasse au toucher ; on doit pouvoir l'émietter, sinon le pain renferme trop d'eau et manque de cuisson.

Le prix de revient d'un tel pain est de 15 centimes le kilo, du moins c'est le prix que les boulangers de Thouars et des environs le vendent.

Le pain peut être substitué dans la ration du cheval

au foin et à l'avoine, mais il est bien préférable de faire cette substitution uniquement pour le foin et de conserver la ration d'avoine, on peut même complètement supprimer le foin de l'alimentation du cheval.

Pour déterminer la quantité de pain nécessaire pour remplacer 1 kilogr. de foin il faut rechercher la valeur nutritive du pain. Pour faire ces calculs, je prends comme base le pain dont j'ai indiqué ci-dessus la composition.

D'après cette base 80 kilogr. de pain contiennent 18 kilogr. d'eau, 25 kilogr. de farine d'orge, 25 kilogr. de recoupes, 10 kilog. de levain (farine de froment) et 2 kil. de sel.

Un kilogramme renferme par conséquent ·

Eau .   .   .   .   18 : 80   0 k. 225 grammes.
Farine d'orge.   25 : 80   0 k. 312   —
Recoupes .   .   25 : 80 — 0 k. 312   —
Levain .   .   .   10 : 80 — 0 k. 125   —

On peut déjà se rendre compte de ce que représente en foin 1 kilog. de pain. En effet, nous savons (*Revue du Comice*, n° 22, p. 3) que 100 grammes de foin peuvent être remplacés par une quantité moyenne de 51 grammes d'orge, donc les 312 grammes rentrant dans 1 kilogramme de pain équivalent à :

$$\frac{100 \times 312}{51} = 611 \text{ grammes de foin.}$$

De même 60 grammes de son de froment pouvant remplacer 100 grammes de foin, les 312 grammes renfermés dans un kilogramme de pain représentent :

$$\frac{100 \times 312}{60} = 520 \text{ grammes de foin.}$$

Et les 125 grammes de levain représentant environ 100 grammes de farine de froment de bonne qualité et équivalent à :

$$\frac{100 \times 125}{55} = 227 \text{ grammes de foin.}$$

Donc un kilogramme de pain représente en foin : $611 + 520 + 227 = 1$ k. 358 grammes.

Il y aurait donc avantage à substituer le pain au foin ; mais encore faut-il se rendre compte de la relation nutritive et du coefficient de digestibilité du pain par rapport à ceux du foin. Ceux du foin sont connus depuis longtemps et estimés à 1/5 pour la *relation nutritive* d'un bon foin, c'est-à-dire que dans ce produit il existe cinq parties de matières non azotées contre une partie de matière azotée, partie essentielle de l'aliment. Le *coefficient moyen de digestibilité* de ce même foin est de 69 (méthode de Wolff), c'est-à-dire que sur 100 parties de foin, 69 sont susceptibles d'être digérées et absorbées.

Pour déterminer ces mêmes rapports dans le pain il faut calculer sa richesse en matières azotées et en principes hydro-carbonés (matières grasses, matières sucrées, ligneux et cellulose), formant les matières non azotées, les aliments respiratoires.

Ce calcul est indiqué dans le tableau suivant établ avec les tables de Kühn.

Un kilogramme de pain renferme comme éléments nutritifs :

		Matières azotées	Matières grasses	Sucre	Ligneux et Cellul.
1° Farine d'orge, 312 g.		40,56	6,86	209,24	4,05
2° Recoupes...... 312 g.	dont la composition est :	43,68	11,85	140,40	57,09
3° Levain (far. from.) 125 g.		15, »	1,37	90,37	0,62
Total,		99,24	20,08	440,01	61,76

Donc un kilogramme de pain contient 99 g. 24 de matières azotées ; 20 gr. 08 de matières grasses et 440 g. 01 de matières sucrées. Ces deux derniers chiffres représentant les matières non azotées de cet aliment, sa *relation nutritive* est donc indiquée par le rapport suivant :

$$\text{Relation nutritive,} \quad \frac{99,24}{20,08 + 440,01} = \frac{99,24}{460,09} = \frac{1}{4,63}$$

Le *coefficient moyen de digestibilité* peut s'obtenir approximativement d'après Wolff, en faisant la somme de la quantité de matières azotées, de matières grasses et de matières sucrées de l'aliment, et en divisant cette somme par le total représentant ces mêmes matières plus la quantité de ligneux et de cellulose.

Le pain remferme pour 1,000 :

$$
\left.
\begin{array}{l}
\text{Matières azotées. . . } 99,24 \\
\text{Matières grasses. . . } 20,08 \\
\text{Matières sucrées. . . } 440,01
\end{array}
\right\} = 559,33.
$$

$$\text{Ligneux et cellulose . } \underline{61,76}$$
$$621,09$$

Nous aurons donc approximativement son coefficient moyen de digestibilité en divisant 559,33, représentant la somme des principes alimentaires moins la cellulose, par 621,09 représentant la même somme plus la cellulose : le calcul fait sur ces nombres nous donnera 90, c'est-à-dire que sur 100 parties de pain 90 sont prises par la digestion.

La relation nutritive du pain $\frac{1}{4,63}$ indique que l'animal qui le consomme trouve un gramme de matière azotée par 4 gr. 63 de matières non azotées, tandis que le bon foin ne donne cette même quantité que par 5 grammes de matières non azotées. L'azote étant le principal élément de l'alimentation, nous pouvons conclure que le pain est plus nourrissant que le foin à quantité égale.

D'autre part le coefficient moyen de digestibilité du pain 90 étant supérieur à celui du foin qui est de 69, l'animal retire du premier aliment une plus grande quantité de principes nutritifs pour un même poids. Donc il y a tout avantage à remplacer un kilogramme de foin par un kilogramme de pain, puisque d'abord ainsi que nous l'avons déterminé au début :

Un kilogramme de pain représente 1 k. 358 gr. de bon foin,

et que d'autre part l'animal rencontre davantage de principes azotés dans le pain que dans le foin et que d'un autre côté les principes nutritifs du pain sont, à quantité égale, mieux utilisés par la digestion.

Ceci est encore confirmé par la comparaison établie entre la quantité de principes nutritifs des deux aliments et qu'indique le tableau suivant :

	1 kil. pain.	1 kil. foin. (Boussingault)
Matières azotées. . .	99,24	72
Matières grasses. . .	20,08	38
Matières sucrées . .	440,01	444
Ligneux et cellulose .	61.76	244

Ce tableau montre que le pain renferme 27 gr. p. 1000 de matières azotées en plus que dans le foin et 18 grammes seulement en moins de matières grasses; mais tandis que le pain ne renferme que 64 gr. 76 p. 1000 de ligneux et cellulose, matières de peu de valeur digestive, le foin en contient 244 grammes.

Il y a, en outre, à cause de la disette des fourrages, une économie à substituer le pain au foin. En effet, le kilogr. de pain coûte 0 fr. 15 c. et 1 kil. 358 gr. de foin que ce kilogramme de pain remplace coûte environ 0 f. 22 centimes, en calculant sur 80 fr. les 500 k. de foin et 0 fr. 27 c. si on se base sur 100 fr. les 500 kilog. de foin, prix du foin au moment de la récolte.

Dans quelles proportions le pain doit-il entrer dans la ration du cheval ?

Sur ce point il n'y a guère de données précises, cela doit dépendre de la quantité de fourrages que l'on aura à sa disposition, et du genre d'utilisation de l'animal. On ne peut que fournir quelques indications; d'ailleurs il suffit de se rappeler, pour établir la substitution, que 1 kil. de pain représente 1 k. 358 gr. de foin, ce qui revient à dire qu'il faut 740 gr. de pain pour remplacer un kilog. de foin.

M. Millault, négociant en grains à Oiron, fait suivre à ses chevaux, depuis 14 ou 15 mois, le régime suivant :

Cinq chevaux de gros traits reçoivent chaque jour :

    4 kilogrammes de pain.
    2 kil. 500 de foin.
    2 kil. 500 de paille.
    3 kilogrammes d'avoine (6 litres).

Deux chevaux de voiture reçoivent :

    3 kilogrammes de pain.
    2 kil. 500 de foin.
    2 kil. 500 de paille.
    4 kilogrammes d'avoine (8 litres).

Les 2 k. 500 de paille sont à peine utilisés par l'animal et servent en grande partie pour la litière, preuve donc que cette nourriture est suffisante puisque le cheval qui la reçoit dédaigne une partie de sa ration.

D'ailleurs en se reportant aux calculs précédents on voit que cette quantité de pain représente (1 k. 358 $\times$ 4) 5 k. 532 de foin pour les chevaux de gros traits et (1 k. 358 $\times$ 3) 4 k. 074 pour les chevaux de voiture. Cette ration est donc largement suffisante, aussi les chevaux de M. Millault sont-ils en très bon état, et il réalise ainsi une économie d'autant plus sensible qu'il fabrique lui-même le pain de ses animaux.

Cette ration lui revient par cheval de trait à :

4 kil. de pain à 0 f. 15 le kilogramme.	0 f. 60
2 kil. 500 de foin à 80 fr. les 500 kilogr.	0 40
2 kil. 500 de paille à 50 fr. les 500 kilogr.	0 25
3 kil. d'avoine à 10 fr. l'hectolitre.	0 60
Total,	1 f. 85

Par cheval de voiture à :

3 kilogrammes de pain.	0 f. 45
2 kilogrammes 500 de foin.	0 40
2 kilogrammes 500 de paille , ...	0 25
4 kilogrammes d'avoine.	0 80
Total,	1 f. 90

Les rations équivalentes dans lesquelles le pain serait remplacé par une quantité équivalente de foin, ce qui porterait cet aliment à 5 k. 532 + 2 k. 500 = 8 k. 032 pour les chevaux de trait et 4 k. 074 + 2 k. 500 = 6 k. 574 pour les chevaux de voiture, et ces nouvelles rations reviendraient pour la première à :

Foin,   1 f. 28
Paille,   0   25 } 2 f. 13.
Avoine,   0   60

Pour la seconde à :

Foin,   1 f. 04
Paille,   0   25 } 2 f. 09.
Avoine,   0   80

Donc l'économie journalière que réalise M. Millault est de 2 f. 13 — 1 f. 85 = 0 f. 28 par cheval de trait, et 2 f. 09 — 1 f. 90 = 0 f. 19 par cheval de voiture, soit une économie totale de 1 f. 78.

Que M. Millault veuille bien me pardonner d'avoir ainsi divulgué sa bonne administration.

Depuis plus de 5 mois j'ai complètement exclu le foin de la ration de mes chevaux et je leur fais suivre le régime suivant ;

2 kilogrammes de pain.	0 f. 30
5 à 6 kilogr. de paille (en partie hachée) .	0 60
5 kilogrammes d'avoine (10 litres).	1 »
Total,	1 f. 90

Ce qui équivaut à la ration suivante :

2 kilogrammes 716 de foin . . .	0 f. 44
5 à 6 kilogrammes de paille . . .	0 60
5 kilogrammes d'avoine	1 »
Total,	2 f, 04

Pour deux chevaux cela représente une économie journalière de 0 f. 28, qui au bout d'une année est de 102 f. 20.

Mes chevaux se trouvent très bien de ce régime et se montrent très friands du pain ; ils sont en très bonne chair.

Ces types de ration que je viens d'indiquer sont ceux de chevaux d'un poids assez élevé et qui travaillent beaucoup. Il est évident que l'on peut appliquer dans nombre de circonstances un régime moins coûteux en supprimant une partie de l'avoine par exemple.

J'estime qu'un cheval de labour d'un poids moyen serait bien nourri avec :

2 kilogrammes de pain . , . .	0 f. 30
2 kilogrammes de foin.	0 32
3 kilogrammes de paille	0 30
3 kilogrammes d'avoine (6 litres) .	0 60
	1 f. 52

on avec :

4 kilogrammes de pain.	0 f.	60
5 kilogrammes de paille (en partie hachée).	0	50
3 kilogrammes 500 d'avoine . . .	0	50
	1 f.	60

ou avec :

6 k. de paille (en partie hachée et arrosée d'eau salée)	0 f.	60
1 kil. 500 (3 litres) de son. . . .	0	27
3 kil. (6 litres) d'avoine	0	60
1 kil. de pain.	8	15
	1 f.	62

Ces rations se rapprochent de la suivante indiquée pour les chevaux de labour de taille moyenne :

4 kilogrammes de foin.	0 f.	64
2 kilogrammes 500 de paille. . .	0	25
4 kilogrammes d'avoine	0	80
	1 f.	69

Il est évident que pour un cheval ne travaillant pas ou presque pas, on peut encore diminuer la ration et supprimer une partie de l'avoine.

Étant donné qu'il faut 10 kilog. de foin de pré pour nourrir un cheval de 500 kilog. ne faisant aucun travail. on pourra remplacer cette ration dont le prix serait de 1 fr. 60 au moins par la suivante :

6 kil. de paille	= 2 kil. de foin	= 0 f. 40
2 k. (4 litres) avoine	= 3 k. 636 de foin	= 0 60
2 kil. de pain	= 2 k. 716 de foin	= 0 30
1 kil. de son	= 1 k. 700 de foin	= 0 18
	10 k. 052	1 f. 48

La nourriture au pain peut donc rendre quelques services à ceux qui n'ont pas de foin et peu de paille.

Elle n'indispose aucunement le cheval, à moins que l'on abuse dans son emploi. Il est évident qu'une nourriture exclusive au pain serait dangereuse à cause de la grande quantité d'azote que recevrait l'animal ; de même qu'un cheval qui ne recevrait, comme j'ai pu le constater quelquefois, que du pain, du son et de l'avoine, aura à souffrir de ce régime par suite de la richesse en azote de cette alimentation et aussi à cause du faible volume de la ration.

Ici comme ailleurs il faut tenir compte des indications que la *Revue du Comice* a données sur les substitutions alimentaires.

Médéric ROUSSEAU,
Vétérinaire à Thouars (Deux-Sèvres).

DES TOURTEAUX

DANS LA

RATION DU BÉTAIL

DES TOURTEAUX

DANS LA

RATION DU BÉTAIL

Les Tourteaux, c'est-à-dire les résidus des graines oléagineuses qui servent à la fabrication des huiles, méritent d'entrer cette année dans la ration des animaux.

Ces denrées sont encore peu connues de beaucoup de personnes et par là peu utilisées ; et je crois qu'il est nécessaire d'encourager leur emploi pour cet hiver.

Les tourteaux les plus recommandables sont :

Tourteau d'arachide décortiqué.
— de colza.
— de lin.
— de noix.

La composition de ces aliments est la suivante pour 1 kilogr. d'après les tables de Kühn :

Tourteaux de	Matières azotées	Matières grasses	Sucre	Ligneux Cellulose	Acide phosph.	Relation nutritive
Arachide	443	56	283	54		1/0.7
Colza	283	95	243	158	25	1/1.2
Lin	283	90 moy.	315	110	21	1/1.4
Noix	346	125	278	64		1/1.1

Cette composition montre que les tourteaux renferment une grande quantité de matières azotées et de matières grasses, ils sont donc très nourrissants.

Pour remplacer 1.000 grammes de foin on estime qu'il faut relativement aux matières azotées :

 200 grammes de tourteau d'arachide.
 270 — — de colza.
 260 — — de lin.
 240 — — de noix.

Relativement aux matières grasses :

 530 grammes de tourteau d'arachide.
 300 — — de colza.
 500 — — de lin.
 240 — — de noix.

Et relativement à l'acide phosphorique :

 160 grammes de tourteau de colza.
 220 — — de lin,

Les tourteaux d'arachide et de noix sont très peu riches en acide phosphorique.

Nous admettrons que relativement aux matières azotées et aux matières grasses, il faut pour remplacer 1,000 grammes de foin une quantité moyenne de :

 300 grammes de tourteau d'arachide.
 285 — — de colza.
 380 — — de lin.
 240 — — de noix.

Ces quantités moyennes apporteront en outre à l'animal, avec les tourteaux de colza et de lin, une très grande proportion d'acide phosphorique, ce qui ne peut qu'être avantageux pour les vaches laitières et les jeunes animaux.

Le kilogramme de foin coûte de 0 f. 16 à 0 f. 20. Les tourteaux d'arachide valent 20 fr. environ les 100 kilogr., soit 0 f. 20 le kilogramme ; ceux de colza de 16 à 18 fr. les 100 kilogr., soit 0 fr. 16 à 0 fr. 18 le kilogramme ; ceux de lin 25 à 26 fr. les 100 kilogr., soit 0 fr. 25 à 0 fr. 26 le kilogramme, et ceux de noix 22 fr. environ, soit 0 fr. 22 le kilogramme.

Donc les quantités moyennes suivantes de tourteaux pouvant remplacer un kilogramme de foin, coûtent :

300 grammes tourteau d'arachide, 0 f. 06 centimes
285   —   —   de colza.   4 à 05   —
380   —   —   de lin,   9 à 10   —
240   —   —   de noix,   5 à 06   —

Il y a donc économie à utiliser les tourteaux pour la nourriture des animaux.

Au dessus de cette question d'économie s'en trouve une autre encore plus sensible, l'absence des fourrages, qui prime tout et qui seule suffit à encourager leur emploi.

On a bien dit que ces denrées donnaient un mauvais goût au lait ou une mauvaise qualité à la viande des animaux qui en mangeaient. Ces reproches ne doivent pas suffire pour faire rejeter ces produits de la consommation, d'autant plus que certains nourrisseurs et laitiers des environs de Paris disent se bien trouver de l'emploi des tourteaux, et l'essentiel est de ne pas laisser périr le bétail.

La forte proportion d'azote et d'acide phosphorique que renferment les tourteaux de colza et de lin les indiquent très avantageusement pour la nourriture des jeunes animaux qui ont besoin de ces principes pour leur développement. Pour les mêmes raisons ils sont également très utile pour les vaches laitières, ces mêmes principes entrant dans la composition du lait. La richesse des tourteaux en matières grasses celui de noix surtout, les recommandent encore dans l'alimentation des animaux à l'engrais, associés avec des grains si l'on veut combattre le goût de douceur qu'ils donnent, dit-on, à la viande et le peu de consistance qu'ils laisseraient à la graisse.

Les tourteaux méritent donc d'être donnés aux animaux qui ont besoin d'être fortement nourris ; ou bien ils doivent être ajoutés à la ration des animaux qui reçoivent des aliments peu riches en matières azotées et en principes gras, comme la paille, les feuilles de plantes vertes, les racines, les tubercules. C'est ainsi que cet hiver où, dans notre contrée du moins, les betteraves qui ont heureusement assez bien réussies vont être avec la paille et les quelques feuilles vertes qui resteront les seules denrées dont on disposera pour l'alimentation du bétail, il sera très utile d'ajouter des tourteaux à cette nourriture pour la rendre plus fortifiante.

Voici la composition de ces différents produits pour un kilogramme. (Boussingault).

	Eau	Matières azotées.	Matières grasses.	Sucre	Ligneux Cellulose	Acide phosph.
Betteraves	805	18	1	104	19	0.5
Feuilles de betteraves	907	26	6	30	17	»
Carottes	860	15	2	109	8	»
Feuilles de carottes .	822	32	10	70	30	»
Feuilles de choux. .	896	17	4	50	20	»
Pommes de terre. .	759	25	2	202	4	0.9
Navets	925	8	2	57	3	0.3
Topinambours. . .	780	27	2	132	46	1.3

Ce tableau montre la pauvreté en matières azotées et en matières grasses de ces produits et cela à cause de la grande quantité d'eau qui rentre dans leur composition.

Relativement aux matières azotées il faut pour remplacer un kilogramme de foin environ :

    4 kil. de betteraves.
    2 kil. 760 de feuilles de betteraves.
    4 kil. 800 de carottes.
    2 kil. 700 de feuilles de carottes.
    4 kil. 220 de feuilles de choux.
    2 kil. 880 de pommes de terre.
    2 kil. 660 de topinambours.

Un animal qui ne recevrait que de la paille et des betteraves, carottes ou navets, aurait donc une nourriture peu fortifiante ; cette alimentation serait insuffisante pour des bêtes de travail aussi bien que pour les élèves et les reproducteurs. Aux uns et aux autres il faut en plus de leur ration d'entretien une ration supplémentaire, soit pour produire le travail qu'on exige d'eux, soit pour leur développement, soit pour produire la graisse, le lait ou pour faire vivre leur petit.

Il est donc nécessaire de donner aux animaux qui ne reçoivent que de la paille et des racines, des tubercules, ou des feuilles de plantes vertes, d'autres aliments riches en matières azotées et en matières grasses pour augmenter la valeur nutritive de la ration.

Les tourteaux conviennent parfaitement bien pour remplir ce but en ce moment où le foin et l'avoine font défaut. Ceux de colza et de lin conviendront surtout aux jeunes animaux et aux vaches laitières ; celui d'arachide aux animaux de travail et celui de noix aux bêtes à l'engrais.

Les animaux s'habituent assez vite aux tourteaux. Pour leur faire accepter il suffit de les saupoudrer avec de la farine ou du sel et ceux qui les refusent tout d'abord ne tardent pas à s'en montrer friands.

Quand les animaux sont accoutumés aux tourteaux on leur présente secs coupés en petites tranches, ou bien on les délaye dans l'eau, on a ainsi des soupes que l'on donne seules ou mélangées avec des balles de blé ou de la paille hachée.

Le tourteau de colza est très utilisé dans le nord de la France et dans les laiteries des environs de Paris. On le distribue avec l'eau des boissons, ou bien on le répand en poudre sur les betteraves ou on le mélange à du son. Chaque vache en reçoit 2 à 5 kilogr. par jour.

En se basant sur ce calcul que la ration d'entretien d'une vache de 500 kilogr. de poids vif au repos ou à l'étable est estimée à 10 kilogr. de foin, on peut établir avec le tourteau d'arachide relativement aux matières azotées les rations suivantes :

1°	Paille. . . .	12 kilogrammes.
	Choux et navets .	15 —
	Tourteau. . . .	600 grammes.
2°	Paille. . . .	12 kilogrammes.
	Betteraves . . .	16 —
	Tourteau. . . .	400 grammes.
3°	Paille. . . .	18 kilogrammes.
	Tourteau. . . .	800 grammes.
4°	Foin	4 kilogrammes.
	Paille. . . .	12 —
	Tourteau . . .	400 grammes.

Voici encore une autre ration d'entretien équivalente :

Paille d'avoine.   .   8 kilogrammes.
Tourteau de colza.   2 kil. 500 grammes.

Il est admis qu'il faut 16 à 17 kilogr. de foin de pré de qualité moyenne pour nourrir une vache laitière de 500 kil. en état de gestation et produisant 3,000 litres de lait par an. Partant de ce principe on peut établir les rations équivalentes suivantes :

1° {
7 kilogramme, paille de blé   = 2 k. 333 foin.
3 kilogrammes (6 litres), avoine = 5 k.   » foin.
2 kilogrammes, son   = 3 k. 333 foin.
1 kilog. 700 de tourteau de colza
ou 2 kil. 300 de tourteau de lin } = 6 k.   » foin.
____
16 k. 666

2° {
12 kilogrammes de paille   = 3 kil. de foin.
20 kilogrammes de choux   = 4 kil. de foin.
2 kil. 850 de tourteau de colza
ou 3 k. 800 de tourteau de lin } = 10 kil. de foin.
____
17 kil.

3° {
12 kilogrammes de paille   = 3 kil. de foin.
20 kilogrammes de betteraves   = 5 kil. de foin.
2 kil. 500 de tourteau de colza
ou 3 k. 400 de tourteau de lin } = 9 kil. de foin.
____
17 kil.

Ces mêmes rations peuvent être donnés aux animaux à l'engrais, mais on remplacera avantageusement les tourteaux de colza ou de lin par le tourteau de noix qui est beaucoup plus riche en matières grasses. On donnerait donc dans la première ration 1 k. 440 de ce tourteau ; dans la seconde 2 k. 400 ; dans la troisième 2 k. 160.

Si au contraire ces rations doivent être appliquées à des bêtes de travail on donnera le tourteau d'arachide qui est le plus riches en matières azotées, principes développant le travail musculaire : 1 kil. 800 pour la première ration ; 3 kil. pour la seconde et 2 kil. 700 pour la troisième.

Enfin, pour de jeunes animaux, ces rations pourront être diminuées proportionnellement à leur taille.

Malgré la misère qui nous entoure il ne faut donc pas désespérer de sauver le bétail ; avec un peu de calcul, de courage et quelques sacrifices, chacun parviendra à surmonter les difficultés. En donnant aux animaux l'une des rations de la première série, on les maintiendra ; ils recevront ainsi la quantité d'aliments nécessaire et suffisante pour leur entretien. En leur servant l'une des rations de la seconde série ils pourront non seulement s'entretenir mais encore produire soit du lait, soit du travail, soit de la graisse. On aura donc tout avantage à faire suivre ces derniers types de rations ; mais les cultivateurs qui ne pourront pas en faire les sacrifices devront se contenter de donner à leurs animaux les rations qui les empêcheront de périr et les conduiront jusqu'au prochain printemps où les herbes nouvelles les tireront de misère.

Médéric ROUSSEAU.

Bressuire. — Imp. A. Masson

L'OSTÉOCLASTIE

ÐES
VACHES LAITIÈRES

Maladie connue sous les noms

de Brime, Cocotte, Goutte, Rhumatisme.

Ses causes, moyens de la reconnaître, son traitement
rationnel et économique,

PAR

Médéric ROUSSEAU

Vétérinaire à Thouars.

Agriculture — Viticulture — Horticulture — Elevage
Engraissement — Marchés

LA REVUE DU COMICE DE BRESSUIRE

Paraissant deux fois par mois.

Prix de l'abonnement : 4 francs par an.

Le journal est servi gratuitement *aux Membres du Comice.*

Rédaction et Administration

chez M. CHASSANT, Professeur d'Agriculture,
à Bressuire.